BEI GRIN MACHT SICH IHR WISSEN BEZAHLT

AF135814

- Wir veröffentlichen Ihre Hausarbeit, Bachelor- und Masterarbeit

- Ihr eigenes eBook und Buch - weltweit in allen wichtigen Shops

- Verdienen Sie an jedem Verkauf

Jetzt bei www.GRIN.com hochladen und kostenlos publizieren

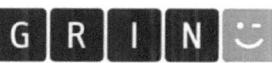

Bibliografische Information der Deutschen Nationalbibliothek:

Die Deutsche Bibliothek verzeichnet diese Publikation in der Deutschen National-
bibliografie; detaillierte bibliografische Daten sind im Internet über http://dnb.d-
nb.de/ abrufbar.

Impressum:

Copyright © 2017 GRIN Verlag
Druck und Bindung: Books on Demand GmbH, Norderstedt Germany
ISBN: 9783346152725

Dieses Buch bei GRIN:

https://www.grin.com/document/540208

Robin Scharfenberg

Gegenstand der Gesundheitswissenschaft

Gesundheitswissenschaft als eigenständige Wissenschaft in Abgrenzung zur Medizin

GRIN Verlag

GRIN - Your knowledge has value

Der GRIN Verlag publiziert seit 1998 wissenschaftliche Arbeiten von Studenten, Hochschullehrern und anderen Akademikern als eBook und gedrucktes Buch. Die Verlagswebsite www.grin.com ist die ideale Plattform zur Veröffentlichung von Hausarbeiten, Abschlussarbeiten, wissenschaftlichen Aufsätzen, Dissertationen und Fachbüchern.

Besuchen Sie uns im Internet:

http://www.grin.com/

http://www.facebook.com/grincom

http://www.twitter.com/grin_com

Akkon Hochschule für Humanwissenschaften Berlin

Modul: Fachwissenschaft - Gesundheitspädagogik und Gesundheitswissenschaft

Referat – schriftlicher Teil

Gegenstand der Gesundheitswissenschaft:
Gesundheitswissenschaft als eigenständige Wissenschaft
in Abgrenzung zur Medizin

Robin Scharfenberg

Inhaltsverzeichnis

1 Einführung

Im Rahmen meiner Recherche und Arbeit zu dem Thema „Gegenstand der Gesundheitswissenschaft" kam die Frage nach der korrekten Verwendung der Begriffe Gesundheitswissenschaft und Public Health auf. Inwiefern unterscheiden sie sich? Sind sie synonym zu verwenden? Zunächst soll dies geklärt werden. In Deutschland wurde in den 1980er Jahren der Begriff „Gesundheitswissenschaften" als Pendant zur internationalen Bezeichnung „Public Health" eingeführt (Hurrelmann, Laaser & Razum, 2012, S. 15). Der Begriff „Public Health" findet im Deutschen keine treffende Übersetzung. Wörtlich übersetzt heißt das „Öffentliche Gesundheit". Diese direkte Übersetzung wird jedoch kaum verwendet, da der eigentliche Aufgabenbereich von Public Health dabei nicht erfasst wird. Die Nähe dieser Übersetzung zum öffentlichen Gesundheitswesen schränkt den Aufgabenbereich von Public Health auf einen zu kleinen Ausschnitt des Gesundheitswesens ein. (Walter, 2003, S 357; Brieskorn-Zinke, 2004, S. 36; Brieskorn-Zinke, 2007, S. 7, 14). Der Begriff der „Volksgesundheit" ist wiederum durch den Nationalsozialismus belastet und wird daher nicht verwendet. Aus den beiden genannten Gründen ist der englische Begriff „Public Health" auch im Deutschen gebräuchlich (Egger & Razum, 2014, S. 1). Hurrelmann, Laaser und Razum (2012, S. 15 f.) erachten die parallele Anwendung der beiden Begriffe „Gesundheits-wissenschaften" und „Public Health" für sinnvoll. Sie betonen jedoch die deutsche Bezeichnung zu favorisieren. Der Vorteil sei, dass zum einen der Plural die interdisziplinäre Orientierung, zum anderen der zweite Wortbestandteil den „wissenschaftlichen" Charakter dieses Fachgebietes darstellt. (Hurrelmann et al., 2012, S. 15 f.). Die „Deutsche Gesellschaft für Public Health" nimmt die Gleichsetzung beider Begriffe vor (Deutsche Gesellschaft für Public Health, 1999, zit. n. Hurrelmann et al., 2012, S. 15).

Zusammenfassend kann also festgehalten werden, dass „Public Health" und „Gesundheitswissenschaften" in Deutschland weitgehend – und explizit in der vorliegenden Ausarbeitung – synonym gebraucht wird.

Schwerpunkt und Zielstellung dieser Ausarbeitung soll es nun sein die Gesundheits-wissenschaft als eine eigenständige Wissenschaft darzustellen. Dies soll abschließend in Abgrenzung zur Medizin dargelegt werden.

Vor diesem Hintergrund ergeben sich folgende leitende Fragestellungen:

Welche Charakteristika machen die Gesundheitswissenschaft zu einer eigenständigen Wissenschaft?

Welche Unterschiede in der Betrachtungs- und Herangehensweise grenzt die Gesundheits-wissenschaft von der Medizin ab?

2 Theoretischer Hintergrund

2.1 Definition Gesundheit

Was ist Gesundheit? Was bedeutet gesund sein? Eine allgemeingültige und verbindliche Antwort auf diese Fragen gibt es nicht. Es gibt eine Vielzahl unterschiedlicher Definitionen von Gesundheit, die je nach Zeitpunkt ihrer Erstellung, ihres Kulturkreises und der formulierenden Wissenschaftsdisziplinen stark untereinander variieren. Je nach dem jeweiligen Standort und der jeweiligen Perspektive werden unterschiedliche Aspekte von Gesundheit bedeutsam. (Hornung & Lächler, 1999, S.1; Willig & Kommerell, 2005, S. 14 f.). Die Definition des Soziologen Parsons ist durch die Bezugswissenschaft geprägt: „Gesundheit ist ein Zustand optimaler Leistungsfähigkeit eines Individuums für die wirksame Erfüllung der Rollen und Aufgaben, für die es sozialisiert worden ist." Ebenso in der Variante von Büchner: „Gesundheit ist das geordnete Zusammenspiel normaler Funktionsabläufe und des normalen Stoffwechsels." (Waller, 2006, S. 9). Bei anderen Definitionen kommen Erkenntnisse aus verschiedenen Wissenschaften oder persönliche Erfahrungen zum Ausdruck. Berger definiert Gesundheit wie folgt: „Gesundheit bezeichnet einen Prozess der Anpassung. Sie ist nicht das Ergebnis instinktiven Verhaltens, sondern autonomer, wenngleich kulturell geformter Reaktionen auf eine sozial geschaffene Realität. Sie bezeichnet die Fähigkeit, sich auf ein wechselndes Milieu einzustellen, erwachsen und älter zu werden, im Falle eine Verletzung oder Krankheit zu gesunden, zu leiden und in Frieden den Tod zu erwarten. Daneben bezieht Gesundheit auch die Zukunft mit ein, daher gehören zu ihr auch die Angst sowie die innere Kraft, mit ihr zu leben." (Waller, 2006, S. 9 f.). Die bekannteste und meist verbreite Definition ist die der Weltgesundheitsorganisation aus dem Jahr 1948: „Gesundheit ist ein Zustand des vollständigen körperlichen, geistigen und sozialen Wohlergehens und nicht nur das Fehlen von Krankheit oder Gebrechen." (Waller, 2006, S. 9). Abschließend die Definition von Hurrelmann aus dem sozialwissenschaftlichen Bereich. Er beschreibt Gesundheit als „Zustand des objektiven und subjektiven Befindens einer Person, der gegeben ist, wenn diese Person sich in den physischen, psychischen und sozialen Bereichen ihrer Entwicklung im Einklang mit den eigenen Möglichkeiten und Zielvorstellungen und den jeweils gegebenen äußeren Lebensbedingungen befindet. Gesundheit ist beeinträchtigt, wenn sich in einem oder mehreren dieser Bereiche Anforderungen ergeben, die von der Person in der jeweiligen Phase im Lebenslauf nicht erfüllt und bewältigt werden können." (Hurrelmann, 1988, S. 16 f., zit. n. Waller, 2006, S. 27).

2.2 Definition Gesundheitswissenschaften

Die Definitionen sowie eine mögliche Abgrenzung der Begriffe „Gesundheitswissenschaften" und „Public Health" wird – wie bereits in der Einführung erwähnt – von Wissenschaftlern ganz unterschiedlich vorgenommen. Letztendlich gibt es auch hier keine verbindliche oder allgemein anerkannte Definitionen.

Eine häufig publizierte Definition von Public Health ist die der Weltgesundheitsorganisation: „Public Health ist die Wissenschaft und die Praxis der Verhinderung von Krankheit, Verlängerung des Lebens und Förderung der Gesundheit durch organisierte Anstrengungen der Gesellschaft." (Dragano et al., 2016). Eine weitere Definition stammt von aus dem „Public Health Buch" von Schwartz et al. Demnach umfasst Public Health „alle Analysen und Managementansätze, die sich vorwiegend auf ganze Populationen oder größere Subpopulationen beziehen und organisierbare Ansätze bzw. Systeme der Gesundheits-förderung, der Krankheitsverhütung und der Krankheitsbekämpfung unter Einsatz kulturell und medizinisch angemessener, wirksamer, ethisch und ökonomisch vertretbarer Mittel." (Schienkiewitz & Walter, 2003, S. 823).

Eine mögliche Definition der Gesundheitswissenschaften lautet wie folgt: „Gesundheits-wissenschaften befassen sich mit den körperlichen, psychischen und gesellschaftlichen Bedingungen von Krankheit. Sie erfassen systematisch die Verbreitung von gesundheitlichen Störungen in der Bevölkerung und zeigen die Konsequenzen für die Organisation und Struktur des medizinischen und psychosozialen Versorgungssystems." (Willig & Kommerell, 2005, S. 21). Hurrelmann und Laaser ergänzen mit ihrer Definition die körperlichen, psychischen und gesellschaftlichen Bedingungen um den ökologischen Faktor: „Zentrales Ziel der Gesundheitswissenschaften sollte es sein […], den Blick auf die somatischen, psychischen, sozialen und ökologischen Bedingungen der Gesunderhaltung und der Vermeidung von Krankheit zu richten." (Hurrelmann & Laaser, 1993, S. 9 f., zit. n. Bormann, 2012, S. 21).

Folgende zentrale, gesundheitswissenschaftliche Fragestellungen leiten sich hieraus ab:
- „Unter welchen Bedingungen bleiben Menschen gesund?"
- „Wie lässt sich die Auftretenshäufigkeit von Krankheiten zurückdrängen?"
- „Welche Möglichkeiten können ergriffen werden, um diese Bedingungen für so viele Menschen wie möglich herzustellen?"
(Hurrelmann & Laaser, 1993, S. 9 f., zit. n. Bormann, 2012, S. 21).

2.3 Medizin
Die Medizin beschäftigt sich „mit kranken Funktionszuständen des menschlichen […] Organismus, insbesondere […] den Ursachen und Erscheinungsformen von Krankheiten (Pathologie), deren Erkennung (Diagnose) und Behandlung (Therapie) sowie deren Verhütung (Prophylaxe)." (Brockhaus 1991, S. 381, zit. n. Bormann, 2012, S. 51).

Medizin wird als „Krankheitswissenschaft" verstanden (Hurrelmann et al., 2012, S. 26), dessen Schwerpunkt in der „Analyse von pathogenen Prozessen auf Zell-, Organ- und Individualebene liegt und den Möglichkeiten, diese Prozesse mit dem Ziel der Heilung zu beeinflussen." (Hurrelmann et al., 2012, S. 41).

Die zentralen Fragen der naturwissenschaftlichen Medizin und der biomedizinischen Grundlagenforschung als Krankheitswissenschaft sind demnach:

- „Auf welche Weise kann möglichst früh erkannt werden, dass ein Individuum erkrankt?"
- „Welche Maßnahmen können ergriffen werden, um den Krankheitsprozess anzuhalten oder umzukehren?"

(Hurrelmann & Laaser, 1993, S. 9 f., zit. n. Bormann, 2012, S. 21).

3 Gesundheitswissenschaft

3.1 Historische Entwicklung in Deutschland

Bereits im 18. Jahrhundert wurde in wissenschaftlichen Veröffentlichungen über die Notwendigkeiten und Möglichkeiten der Förderung und Erhaltung der Gesundheit berichtet. Bernhard Christoph Faust und Christoph Wilhelm Hufeland sind Autoren dieser wissenschaftlichen Beiträge zum Thema medizinische Aufklärung. Daraus entwickelte sich das Konzept der „Öffentlichen Gesundheitspflege". m Mittelpunkt standen hierbei die Verbesserung der Hygiene und Wohnbedingungen in Städten, die Vorbeugung von Infektionskrankheiten in den ärmeren Bevölkerungsgruppen sowie die Sorge für Sterbende. Mitte des 19. Jahrhunderts knüpften Rudolf Ludwig Karl Virchow und Alfred Neumann daran an. Sie stellten den Zusammenhang zwischen gesellschaftlichen, kulturellen und wirtschaftlichen Bedingungen mit der Gesundheit der Bevölkerung her. Der Fokus lag dabei auf die bedeutsame Rolle einer aktiven öffentlichen Gesundheitspflege, mit dem Ziel der Vermeidung von Krankheiten und der Verbesserung des öffentlichen Gesundheitswesens. (Hurrelmann & Laaser, 1993, zit. n. Bormann, 2012, S. 20 ff.).

1882 gelang es Robert Koch durch die Entdeckung der Bakterien, die Entstehung von Infektionskrankheiten zu erklären. Alfred Grotjahn stellte jedoch diese auf nur eine Ursache zurückgehende Entstehung von Infektionskrankheiten in Frage. Vielmehr haben u.a. unhygienische Wohnverhältnisse, schlechte Ernährung und niedriges Einkommen großen Einfluss auf die Krankheitsentstehung. Deutschland war zu Beginn des 20. Jahrhunderts führend auf dem Gebiet der Hygiene. (Egger & Razum, 2014, S. 4 f.).

Der Nationalsozialismus sorgte für einen abrupten Abbruch einer weiteren wissenschaftlichen Entwicklung und Deutschland verlor die dominierende Rolle in diesem Fachgebiet (Bormann, 2012, S. 22). Im Namen der Rassenhygiene und durch Maßnahmen der Zwangssterilisation und Euthanasie wurden bis dahn entwickelte Ansätze missbraucht (Waller, 2006, S.12 f.). Bevölkerungsbezogene Sichtweisen auf die Gesundheit in Deutschland gab es in den Jahrzehnten nach dem Zweiten Weltkrieg nicht mehr. Stattdessen gewannen bei der Krankheitsprävention individualmedizinsche Interventionen an Bedeutung. In Deutschland führte diese Entwicklung in den Nachkriegsjahrzehnten zu einem Bedeutungsverlust und im internationalen Vergleich zu einem Rückstand der Gesundheitswissenschaften in Wissenschaft und Praxis. Erst seit Ende der 1980er Jahre ist es zu einer Wiederbelebung und zu einer Neuorientierung der Gesundheitswissenschaften in Deutschland gekommen, angestoßen durch Entwicklungen im Ausland und durch die Zunahme der Probleme im Gesundheitssystem. (Gerlnger et al., 2012). Die Bundesregierung richtete ein Förderprogramm ein, um an deutschen Hochschulen neue, international konkurrenzfähige Strukturen zur Forschung und Lehre in den Gesundheitswissenschaften aufzubauen (Troschke, 2002). Auch nach Auslaufen des Förderprogramms

2001 haben sich die Gesundheitswissenschaften an den deutschen Hochschulen weiter-entwickelt und sind zu einem festen Bestandteil der deutschen Wissenschaftslandschaft herangewachsen (Gerlinger et al., 2012).

3.2 Prinzipien

Die Arbeit in den Gesundheitswissenschaften ist durch drei wesentliche Prinzipien geprägt. Das erste Prinzip lautet Anwendungsbezug. In den Gesundheitswissenschaften geht es in erster Linie nicht um Grundlagenforschung, sondern um einen konkreten, praktischen Beitrag zur Lösung gesundheitlicher Probleme. Die Analyse zentraler Gesundheitsprobleme, die Beschreibung von Lösungsmöglichkeiten sowie die Entwicklung von Strategien zur Umsetzung der Lösungsmöglichkeiten in die Praxis verleihen den Gesundheitswissen-schaften die Charakteristik der Anwendungsorientierung.

Das zweite Prinzip lautet Bevölkerungs- und Systembezug. Gesundheitswissenschaften betrachten ganze Bevölkerung oder Bevölkerungsgruppen. Folgende Themen sind von Interesse:

- Verteilung gesundheitlicher Belastungen
- Risiken und gesundheitliche Ressourcen verschiedener Bevölkerungsgruppen
- Gründe und Einflussfaktoren für sozial ungleich verteilte Gesundheitschancen

Weiterhin geht es darum, mögliche Schwachstellen und Defizite im Gesundheitssystem zu erforschen und entsprechende Ansatzpunkte für deren Behebung zu entwickeln.

Das dritte Prinzip lautet Multi- bzw. Interdisziplinarität. Vielfältige Problembereiche des Gesundheitssystems müssen bearbeitet werden. Diese können durch einzelne Disziplinen, wie z.B. der Medizin, alleine nicht gelöst werden. Die Gesundheitswissenschaften zielen daher auf die Kooperation von mehreren Disziplinen ab, die durch ihre jeweiligen fachwissenschaftlichen Zugänge zur Lösung der Probleme beitragen sollen. (Kolip, 2002, zit. n. Bormann, 2012, S. 23 f.; Brieskorn-Zinke, 2007, S. 121 ff.; Robert Koch-Institut, 2016).

3.3 Bezugsdisziplinen

Bezugnehmend an das Prinzip der Interdisziplinarität gibt es in den Gesundheitswissen-schaften ein Kooperationsverhältnis von zwei Wissenschaftsfamilien. Unterschiedliche Disziplinen wirken zusammen, zum einen Disziplinen der medizinisch-naturwissenschaft-lichen, zum anderen der sozial- und verhaltenswissenschaftlichen Tradition. (Hurrelmann et al., 2012, S. 32 f.).

Medizinisch-naturwissen-
schaftliches Paradigma

Sozial-verhaltenswissen-
schaftliches Paradigma

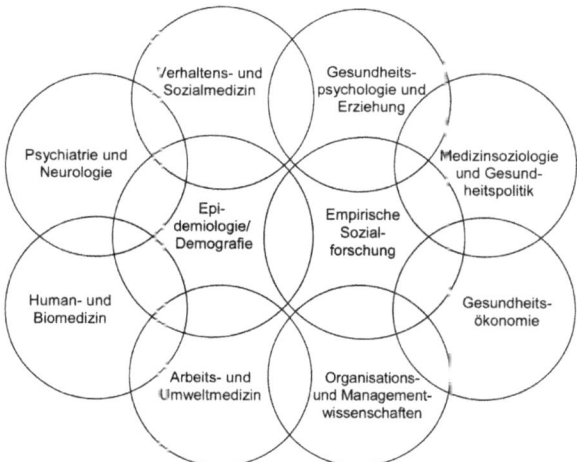

Abb. 1: Die zentralen fachlichen Einzeldisziplinen der Gesundheitswissenschaften
(Hurrelmann et al., 2012, S. 32)

3.3.1 Medizinisch-naturwissenschaftliches Paradigma

Zunächst geht es um die wesentlichen Einzeldisziplinen aus dem medizinisch-naturwissenschaftlichen Paradigma, deren methodischer Kernbereich die Epidemiologie, ergänzt durch
die Demografie ist. Die Kernwissenschaft Epidemiologie ist „unentbehrlich, um den
Gesundheitszustand auf der Bevölkerungsebene zu beschreiben, Krankheitsursachen und
damit Interventionsmöglichkeit zu identifizieren und deren Wirksamkeit zu messen." (Razum,
Brzoska & Egger, 2014 S. 27). Die Frage „Wie viele sind wir?" bildet die Grundlage der
Demografie. Diese beschäftigt sich mit verschiedenen Merkmalen von Bevölkerungen, bspw.
ihrer Gesamtgröße, ihrer altersmäßigen Zusammensetzung, ihrer geografischen Verteilung
und der für Veränderungen verantwortlichen Faktoren. (Zwahlen, Egger & Siegrist, 2014, S.
58). In der Verhaltens- und Sozialmedizin werden bspw. Zusammenhänge zwischen
gesellschaftlichen Faktoren wie Einkommen oder Berufstätigkeit und gesundheitsrelevante
Ereignisse wie Erkrankung oder Tod erforscht. Hierbei existieren enge Beziehungen zur
Arbeitsmedizin, in der bspw. durch Vorsorgemaßnahmen arbeitsbedingte Erkrankungen
verhindert oder gemildert werden sollen. In der Umweltmedizin wird untersucht, welche
Auswirkungen Umweltgifte wie Lärm oder Luftschadstoffe auf die Gesundheit der
Bevölkerung haben. (Egger & Razum, 2014, S. 13 f.). Mögliche Forschungs- und Aufgaben-
schwerpunkte in der Medizin sind Klassifizierungssysteme, Krankheitswissen, Theorie der
Risikofaktoren, Strategien der medizinischen Prävention und psychosomatische
Zusammenhänge (Brieskorn-Zinke, 2004, S. 38).

3.3.2 Sozial-verhaltenswissenschaftliches Paradigma

Die an den Gesundheitswissenschaften beteiligten Disziplinen im sozial-verhaltenswissen-schaftlichen Paradigma haben als methodischen Kernbereich die empirische Sozial-forschung. In der Medizinsoziologie kommen Theorien und Methoden der Soziologie zur Anwendung mit dem Ziel Gesundheit und Krankheit zu beschreiben. Soziale Bedingungen, Ursachen und Folgen von Gesundheit und Krankheit sind zentrale Themen. Inhalte der Gesundheitspolitik ist die Forschung darüber wie Institutionen im Gesundheitssystem entstehen und arbeiten, wie die Prozesse ablaufen und Entscheidungen getroffen werden. Schwerpunkte in der Gesundheitspsychologie und Erziehung sind die Untersuchungen des menschlichen Erlebens und Verhaltens bzw. deren Veränderungen. Subjektive Theorien der Gesundheit, Stress- und Krankheitsbewältigung sowie Kommunikationsformen sind Kernpunkte. Wirtschaftliche Aspekte von Gesundheit, Krankheit und Gesundheitsversorgung werden in der Gesundheitsökonomie untersucht. Dabei sind Vergütungssysteme und ihre Bedeutung für Präventions- und Versorgungsleistungen und die Kosten sowie Effizienz von Gesundheitsförderungsmaßnahmen mögliche Arbeitsbereiche. Organisations- und Managementwissenschaften beschäftigen sich mit Prozessabläufen und Entscheidungs-findungen innerhalb von Institutionen. (Egger & Razum, 2014, S. 13 f.; Brieskorn-Zinke, 2004, S. 38).

3.4 Gegenstandsbereich

Bezugnehmend auf die Definitionen, Prinzipien und Bezugsdisziplinen werden eine Vielzahl von Gegenstandsbereichen wissenschaftlich bearbeitet:

- „Epidemiologische Beobachtung und ätiologische Analyse der […] zentralen chronischen
  Erkrankungen und ihrer Risikofaktoren"
- „Ermittlung prioritärer Gesundheitsprobleme und Interventionsbereiche"
- „Analyse der Determinanten von Gesundheit und Krankheit und deren Gestaltbarkeit"
- „Förderung von Gesundheit in Bevölkerung, Gemeinden und sozialen Gemeinschaften
  durch Senkung von Belastungen und die Stärkung bzw. Erweiterung von Ressourcen"
- „Verminderung sozial bedingter Ungleichheit von Krankheit und Tod
- „Verbesserung des Zugangs zu Gesundheitsdiensten für alle Teilgruppen einer
  Bevölkerung"
  (DPGH 2012, zit. n. Franzkowiak, 2015).

4 Gesundheitswissenschaft versus Medizin

„Zentrales Ziel der Gesundheitswissenschaften sollte es sein [...], in Abgrenzung und als Gegenpol zur biomedizinischen und klinischen Forschung, die sich schwerpunktmäßig auf die Entstehung von Krankheiten und die Heilung konzentriert, den Blick auf die somatischen psychischen, sozialen und ökologischen Bedingungen der Gesunderhaltung und der Vermeidung von Krankheit zu richten." (Hurrelmann & Laaser, 1993, S. 9 f., zit. n. Bormann, 2012, S. 21). Zwar gibt es auch Überschneidungsbereiche zwischen den beiden Wissenschaftsdisziplinen, aber die „Arbeitsweisen und die Erkenntnisinteressen der Gesundheitswissenschaften grenzen sich deutlich von den Krankheitswissenschaften ab." (Hurrelmann et al., 2012 S. 41). Die unterschiedliche Betrachtungs- und Herangehensweise von Gesundheitswissenschaft und Medizin in tabellarischer Übersicht:

	Gesundheitswissenschaft	Medizin
Forschungsgegenstand:	Salutogenese	Pathogenese
Bezugswissenschaften:	Sozial- und Geisteswissenschaften	Naturwissenschaften
Mittelpunkt der Betrachtung:	Bevölkerung	das Individuum
Ursachenfindung von Krankheit:	„größeres Bild" von Gesundheit und Krankheit in der Bevölkerung	unmittelbare, biologische Kausalfaktoren
Präsenz & Bedeutung in der Gesellschaft:	weitgehend unsichtbar; nicht im öffentlichen Gedächtnis; häufig nur in Statistiken	Erfolge präsent und mit Bildern oder Namen verknüpft
Ansatz:	„flussaufwärts"	„flussabwärts"

Tab. 1: Gesundheitswissenschaft und Medizin im Vergleich (eigene Darstellung: Klemperer, 2014, S. 12 ff.; Willig & Kommerell, 2005, S. 21)

Der Forschungsgegenstand der Salutogenese beschäftigt sich mit folgenden Fragen:
- „Was hält gesund?"
- „Unter welchen gesellschaftlichen, kulturellen, ökonomischen und ökologischen Bedingungen bleiben Menschen gesund?"
Die Pathogenese zielt auf nachstehende Fragen ab:
- „Was macht krank?"
- „Welche Ursachen, Krankheitserreger, Risikofaktoren lösen Krankheiten aus?"
- „Wie werden Krankheiten erfolgreich behandelt?"
(Willig & Kommerell, 2005, S. 21).

Die Bezugsdisziplinen der Medizin aus dem Bereich der Naturwissenschaftlichen sind vor allem die Humanbiologie, Biochemie, Physik und Pharmakologie. Bei den Gesundheits-wissenschaften sind es neben den Sozial- und Geisteswissenschaften auch die Sozial-medizin und Wirtschaftswissenschaften. Während in den Gesundheitswissenschaften die Gesundheit und die Gesunderhaltung ganzer Bevölkerungen und einzelner Bevölkerungs-gruppen im Mittelpunkt der Betrachtungen sind, fokussiert die Medizin die kranke Person. (Willig & Kommerell, S, 21). Das „größere Bild" von Gesundheit und Krankheit in der Bevölkerung beinhaltet bspw. Faktoren wie Bildung, Arbeit, Einkommen, Wohnen und soziale Normen. Unmittelbare, biologische Kausalfaktoren am Beispiel des Herzinfarkts sind Übergewicht, Bluthochdruck und Bewegungsmangel. (Klemperer, 2014, S. 14).

Zur Bedeutung und Präsenz in der Gesellschaft: Die Erfolge in den Gesundheitswissen-schaften sind für das ungeübte Augen weitgehend unsichtbar. Bei bereits gelösten Pro-blemen der Bevölkerungsgesundheit sind Mittel und Maßnahmen der Lösung nicht mehr gegenwärtig und häufig aus dem öffentlichen Gedächtnis verloren gegangen. Entsprechende Erfolge erschließen sich häufig nur in Statistiken, weniger in realen Personen. Beispielhaft zu nennen sind hierbei der Anstieg der Lebenserwartung und die niedrige Rate an Neuinfektion mit dem HI-Virus in Deutschland. Die Erfolge in der Medizin sind wiederum eng mit Bildern und Namen verknüpft. Christiaan Barnard bspw. steht für die Durchführung der ersten Herztransplantation. Darüber hinaus gibt es eine Versinnbildlichung der Medizin durch einen weißen Kittel, ein Stethoskop oder ein Skalpell. (Klemperer, 2014, S. 17 f.).

Den letztgenannten Punkt in der tabellarischen Gegenüberstellung beschreibt folgende Parabel des Flussaufwärts-Flussabwärts-Gleichnisses.

„Ein Arzt steht am Ufer eines schnell fließenden Flusses und hört die verzweifelnden Schreie einer ertrinkenden Frau. Er springt ins Wasser, holt die Frau heraus und beginnt die künstliche Beatmung. Als sie gerade wieder anfängt zu atmen, hört er einen weiteren Hilfeschrei. Der Arzt springt abermals ins Wasser und holt einen weiteren Ertrinkenden, trägt ihn ans Ufer und beginnt mit der Beatmung. Und als der gerade zu atmen anfängt, hört er einen weiteren Hilferuf. Das geht immer weiter und weiter in endlosen Wiederholungen. Der Arzt ist so sehr damit beschäftigt, ertrinkende Menschen zu retten und wiederzubeleben, dass er keine Zeit findet, stromaufwärts hinter der Biegung des Flusses nachzusehen, warum denn so viele Menschen ins Wasser stürzen. Vielleicht gibt es stromaufwärts eine Brücke ohne Geländer oder einen brüchigen Uferweg. Vielleicht bringt dort niemand den Menschen bei zu schwimmen. Vielleicht fehlen auch nur Warntafeln am Ufer. [...] Fände der Arzt Zeit, stromaufwärts zu suchen, könnte er wahrscheinlich gemeinsame Ursachen für die vielen Unglücksfälle entdecken und diese möglicherweise verringern oder abstellen." (Rosenbrock, 2001, zit. n. Klemperer, 2014, S. 18).

Der „Ort für Medizin" ist flussabwärts, bezogen auf die Sicht der Ursachen einer Krankheit. Beim Herzinfarkt sind dies bspw. die Risikofaktoren und dem damit einhergehender Fehlverhalten. Der „Ort der Gesundheitswissenschaften" ist flussaufwärts. Bei der Ursachenfindung geht es um Fragen danach, warum sich Menschen riskant verhalten, durch welche Faktoren dieses Verhalten geprägt ist und wie man diesen Faktoren entgegenwirken kann. (Klemperer, 2014, S. 18).

5 Fazit

Die Gesundheitswissenschaft ist eine eigenständige Wissenschaft. Als „Querschnittsdisziplin […] zwischen dem medizinisch-naturwissenschaftlichen und dem sozial-verhaltenswissenschaftlichen Paradigma" (Franzkowiak, 2015) ist sie weder Bestandteil noch Teildisziplin der Medizin. Im Rahmen der Auseinandersetzung mit dem Thema „Gegenstand der Gesundheitswissenschaft" konnte dies dargelegt werden. Geprägt durch die Prinzipien und Bezugsdisziplinen, wurde die unterschiedliche Betrachtungs- und Herangehensweise der Gesundheitswissenschaft in Abgrenzung zur Medizin verdeutlicht.

Die Arbeit in den Gesundheitswissenschaften trägt wesentlich dazu bei, die Gesundheit in der Bevölkerung zu verbessern. Dragano et al. (2016) beschreiben, dass das Gesundheitsbewusstsein der Menschen zunimmt: „Impfungen werden überwiegend gut angenommen, immer weniger Jugendliche rauchen, Sport und Bewegung erfreuen sich steigender Beliebtheit." Die Senkung der Häufigkeit eines Herzinfarktes, die Verbesserung der Prävention und Behandlung von Krebserkrankungen sowie die gestiegene Lebenserwartung (Dragano et al., 2016) sind Erfolge der Bemühungen in den Gesundheitswissenschaften. Neben diesen Erfolgen beziehen sich aktuelle und zukünftige Herausforderungen in Deutschland auf die Reduzierung sozialer Ungleichheiten von Gesundheitschancen und der „Dominanz chronischer Erkrankungen" (Gerlinger et al., 2012) sowie die Erhaltung und kontinuierlichen Verbesserung der Gesundheit der Bevölkerung und deren Schutz vor neuen Gefahren (Dragano et al., 2016).

Literaturverzeichnis

Bormann, C. (2012). Gesundheitswissenschaften. Einführung. Konstanz: UVK
  Verlagsgesellschaft.

Brieskorn-Zinke, M. (2004). Gesundheitsförderung in der Pflege. Ein Lehr- und Lernbuch zur
  Gesundheit (2. Aufl.). Stuttgart: Kohlhammer.

Brieskorn-Zinke, M. (2007). Public Health Nursing: Der Beitrag der Pflege zur
  Bevölkerungsgesundheit. Stuttgart: Kohlhammer.

Dragano, N., Gerhadus, A., Kurth, B.-M., Kurth, T., Razum, O., Stang, A., Wieler, L.-H.,
  Wildner, M. & Zeeb H. (2016). Public Health – mehr Gesundheit für alle. In:
  Gesundheitswesen 2016, 78, 686-688.

Egger, M. & Razum, O. (2014). Public Health: Konzepte, Disziplinen und Handlungsfelder.
  In: Egger, M. & Razum, O. (Hrsg.). Public Health. Sozial- und Präventivmedizin kompakt
  (2. Aufl.) (S. 1-25). Berlin: de Gruyter.

Franzkowiak, P. (2015). Gesundheitswissenschaften / Public Health. Abgerufen am
  28.02.2017 von http://www.leitbegriffe.bzga.de/?id=angebote&idx=138

Gerlinger, T., Babitsch, B., Blättner, B., Bolte, G., Brandes, I, Dierks, M.-L., Faller, G.,
  Gerhardus, A. & Gusy, B. (2012). Situation und Perspektiven von Public Health in
  Deutschland – Forschung und Lehre. In: Gesundheitswesen 2012, 74, 762-766.

Hornung, R. & Lächler, L. (1999). Psychologisches und soziologisches Grundwissen für
  Krankenpflegeberufe. Ein praktisches Lehrbuch (8. Aufl.). Weinheim: Psychologische
  Verlags Union.

Hurrelmann, K., Laaser, U. & Razum, O. (2012). Entwicklung und Perspektiven der
  Gesundheitswissenschaften in Deutschland. In: Hurrelmann, K. & Razum, O. (Hrsg.).
  Handbuch Gesundheitswissenschaften (5. Aufl.) (S. 15-52). Weinheim: Beltz Juventa.

Klemperer, D. (2014). Sozialmedizin – Public Health – Gesundheitswissenschaften.
  Lehrbuch für Gesundheits- und Sozialberufe (2. Aufl.). Bern: Hans Huber.

Razum, O., Brzoska, P. & Egger, M. (2014). Epidemiologie. In: Egger, M. & Razum, O.
  (Hrsg.). Public Health. Sozial- und Präventivmedizin kompakt (2. Aufl.) (S. 27-57). Berlin:
  de Gruyter.

Robert Koch-Institut (2015). Das RKI als nationales Public-Health-Institut. Abgerufen am
  27.02.2017 von http://www.rki.de/DE/Content/Institut/Public_Health/
  Beitrag_Jubilaeumsbuch.html

Schienkiewitz, A. & Walter, U. (2003). Glossar. In: Schwartz, F.W., Badura, B., Busse, R.,
  Leidl, R., Raspe, H., Siegrist, J. & Walter, U. (Hrsg.). Das Public Health Buch.
  Gesundheit und Gesundheitswesen (2. Aufl.) (S. 805-829). München: Urban & Fischer.

Troschke, J.v. (2002). Geschichte und Entwicklung von Gesundheitswissenschaften und Public Health in Deutschland. In: Public Health Forum, 10 (36), 4-5.

Waller, H. (2006). Gesundheitswissenschaft. Eine Einführung in Grundlagen und Praxis (4. Aufl.). Stuttgart: Kohlhammer.

Walter, U. (2013). Public Health in Deutschland - Entwicklung in der Forschung, der Lehre und Transfer in die Versorgungspraxis. In: Schneider, K., Brinker-Meyendriesch, E. & Schneider, A. (Hrsg.). Pflegepädagogik für Studium und Praxis (S. 355-366) Berlin: Springer.

Willig, W. & Kommerell, T. (Hrsg.) (2005). Geistes- und Sozialwissenschaften pflegerelevant. Ein Lehrbuch für die Gesundheits- und Krankenpflege. Balingen: Selbstverlag Willig.

Zwahlen, M., Egger, M. & Siegrist, J. (2014). Demografie. In: Egger, M. & Razum, O. (Hrsg.). Public Health. Sozial- und Präventivmedizin kompakt (2. Aufl.) (S. 58-66). Berlin: de Gruyter.

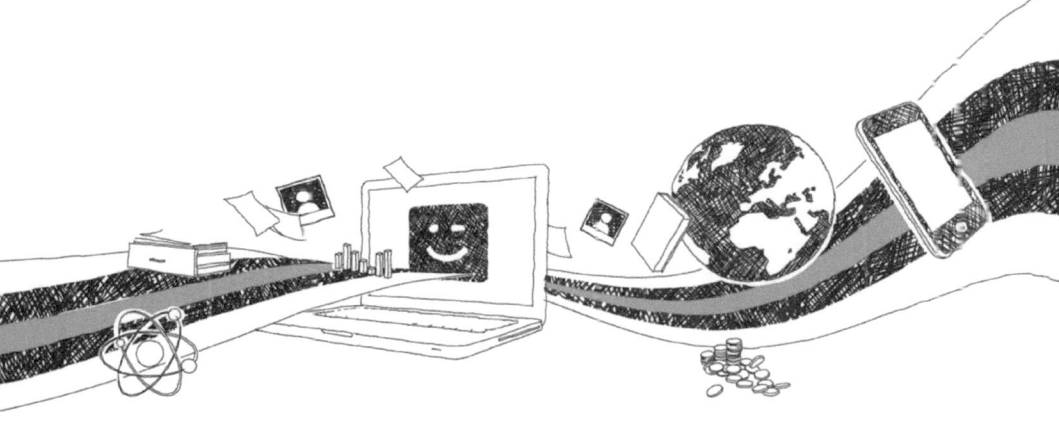
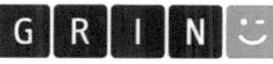